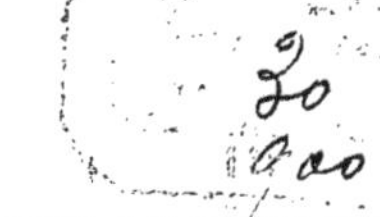

CONTRIBUTION

A

L'ÉTUDE DE L'ACCOUCHEMENT

CHEZ LES

PRIMIPARES AGÉES

PAR

Le Dr R. COURGENOU
DE LA FACULTÉ DE PARIS

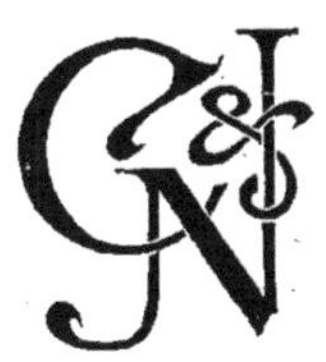

PARIS
GEORGES CARRÉ ET C. NAUD, ÉDITEURS
3, RUE RACINE, 3

1900

DE L'ACCOUCHEMENT

CHEZ

LES PRIMIPARES AGÉES

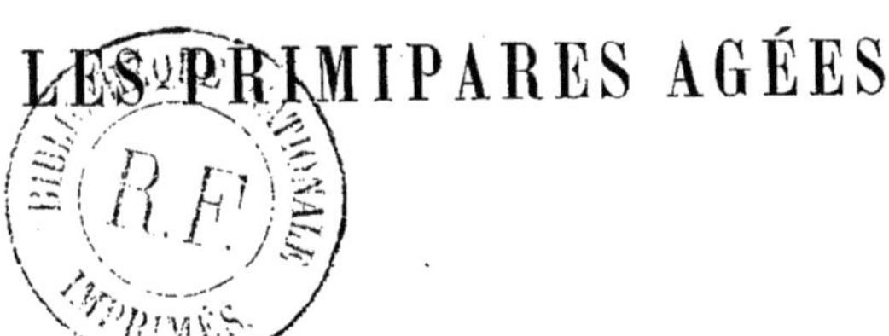

CONTRIBUTION

A

L'ÉTUDE DE L'ACCOUCHEMENT

CHEZ

LES PRIMIPARES AGÉES

PAR

Le Dr R. COURGENOU

DE LA FACULTÉ DE PARIS

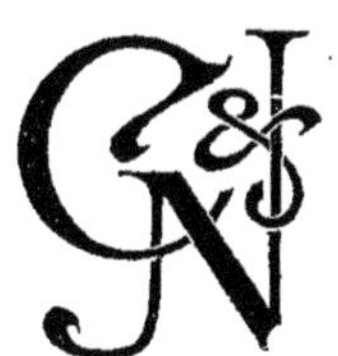

PARIS

GEORGES CARRÉ ET C. NAUD, ÉDITEURS

3, RUE RACINE, 3

—

1900

A LA MÉMOIRE DE MON PÈRE

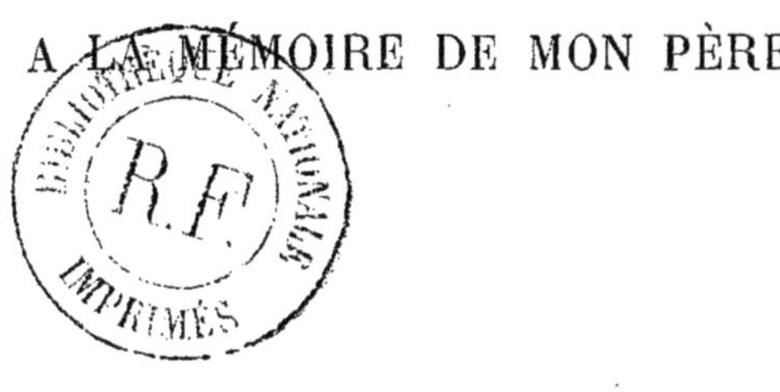

A MA MÈRE

A MON BEAU-PÈRE, LE DOCTEUR DANION

A MA FAMILLE

A MES AMIS

A MON PRÉSIDENT DE THÈSE

MONSIEUR LE PROFESSEUR BUDIN

MEMBRE DE L'ACADÉMIE DE MÉDECINE

CHEVALIER DE LA LÉGION D'HONNEUR

En assistant à une leçon de M. le Pr Budin faite à la clinique Tarnier le 2 décembre 1899 dans laquelle il étudiait l'accouchement chez les primipares âgées, nous avons été frappé des conclusions de l'éminent praticien.

En effet, suivant une idée généralement répandue, même parmi les médecins, nous pensions que le pronostic de l'accouchement chez les femmes déjà âgées, et qui deviennent enceintes pour la première fois, devait être sinon très grave, du moins réservé.

Aussi, en entendant M. Budin dire que l'accouchement, chez ces femmes, ne présente pas la gravité que quelques auteurs lui ont attribué, nous avons eu l'idée d'étudier cette question et d'en faire le sujet de notre thèse inaugurale.

Avant de commencer ce travail nous avons un devoir à remplir en remerciant tous nos maîtres dans les hôpitaux pour les savants enseignements et les bons conseils qu'ils prodiguent toujours : MM. les P[rs] Potain et Dieulafoy, M. le Dr Lucas Championnière, et tout particulièrement M. le Dr Oulmont qui nous a initié aux difficultés de la clinique et nous a préparé à remplir utilement notre carrière médicale.

Nous remercions aussi bien vivement M. le Dr Reclus de la sympathie qu'il nous a témoignée durant nos études et de ses leçons si savantes.

M. le Pr Budin a bien voulu accepter la présidence de cette thèse ; c'est un honneur dont nous lui sommes profondément reconnaissant.

HISTORIQUE

Voyons tout d'abord quelle était l'opinion des auteurs sur le sujet qui nous occupe.

En 1718, Dionis (1) écrivait : « Or quand la femme est trop âgée et qu'elle accouche de son premier enfant après 40 ans, les parties ne peuvent pas prêter et se dilater avec la même facilité que si elle n'avait que 20 ou 25 ans.

« Si on prend 2 peaux de brebis, savoir, d'une jeune et d'une vieille, et que l'on en fasse des gants, ceux qui seront faits de la jeune se ganteront aisément et s'accorderont à la grosseur de la main, mais ceux qui seront faits de la peau de la vieille auront de la peine à se ganter, parce que les fibres étant plus dures et plus desséchées ne pourront point s'étendre : Il ne faut point que la femme soit ni trop jeune, ni trop vieille lorsqu'elle accouche de son premier enfant, et, de ces extrémités, les accoucheurs préfèrent d'accoucher plutôt une jeune à 15 ans, qu'une vieille qui en a passé quarante ».

En 1740, Mauriceau (2) avait bien vu le rôle du coccyx ou « croupion » lorsqu'il dit :

---

(1) Dionis. Traité général d'accouchement, 1718, p. 207.

(2) Traité des maladies des femmes grosses, 1740, p. 210.

« Si les vieilles femmes accouchent de leur premier enfant avec plus de peine que ne font pas les jeunes, cela ne provient point de ce que les os sont plus difficiles à se séparer mais à cause qu'elles ont les membranes de leur matrice bien plus sèches, dures et calleuses, et particulièrement son orifice interne, qui pour ce sujet ne peut pas se dilater si facilement qu'il fait aux jeunes qui l'ont plus humide, et outre cela, les vieilles ont encore l'articulation du coccyx plus ferme ce qui fait qu'il ne cède pas si aisément à la sortie de l'enfant ».

Delamotte (1) dans son traité d'accouchements dit ceci :

« La longueur et la difficulté de l'accouchement ne viennent point de ce que la femme n'a pas encore eu d'enfants : le premier ne fait point de voie pour les autres, ni le coccyx ne cause point d'obstacle à l'accouchement ».

Il cite ensuite un certain nombre d'observations à l'appui de cette opinion.

« Les parties extérieures, dit Puzos (2), forment quelquefois par la résistance qu'elles opposent au passage de l'enfant, un obstacle capable de retarder l'accouchement. Cela s'observe particulièrement dans les femmes fortes et musculeuses, dont les chairs sont fermes et compactes, surtout si elles sont déjà avancées en âge, lorsqu'elles accouchent pour la première fois ».

---

(1) Delamotte. Traité d'accouchements, t. I, p. 385, 1745

(2) Puzos. Traité d'accouchements, p. 122, 1759.

Voici maintenant l'avis de Mme Lachapelle (1):

« Tout le monde croit que la dilatation des passages est plus difficile chez les femmes avancées en âge; il n'est pas un accoucheur qui ne redoute un accouchement chez une femme de 30, 35 ou 40 ans; il n'est pas une femme qui ne voie avec effroi arriver le moment de sa première couche.

« L'expérience m'a trop souvent démontré la fausseté de ces préventions pour que je puisse les adopter. Sans doute, on voit toujours le travail lent et pénible chez une femme âgée et qui n'a point eu d'enfants, mais n'en est-il pas de même des plus jeunes?

« La proportion, j'ose l'assurer, est parfaitement égale. Si quatre sur dix ont, parmi les jeunes primipares, un accouchement facile, quatre sur dix, parmi les plus âgées, accouchent avec promptitude et facilité ».

« Une remarque générale, dit Capuron (2), et très importante pour la pratique, c'est que le col de la matrice se dilate plus lentement et rend le travail plus long dans un premier accouchement que dans les suivants, surtout si la femme a laissé passer la première jeunesse sans songer à devenir mère ».

Coccioz (3), après avoir étudié un grand nombre d'observations, arrive à une série de conclusions dont voici les principales :

Les causes du retard dans l'accouchement chez les

---

(1) Lachapelle. Pratique des accouchements, t. I, p. 50, 1821.
(2) Capuron. Cours d'accouchements, 3e édition, p. 206, 1823.
(3) *Thèse*, Paris, 1875.

primipares âgées sont la rigidité anatomique du col et celle du périnée et de la vulve.

Il n'admet pas les vices de conformation des parties molles chez les primipares âgées.

La primiparité avancée ne saurait avoir aucune influence sur les présentations de la face, du siège et du tronc.

L'accouchement des primipares jeunes est plus grave que l'accouchement des primipares âgées.

L'hypertrophie du col se voit souvent chez les femmes âgées, qu'elles soient primipares ou non.

Ces différences capitales de l'accouchement des primipares, d'après l'âge, résident dans la marche du travail et la manière d'être des parties molles.

Quand on emploie le forceps, la rigidité des parties a été cause de déchirure du périnée à divers degrés.

L'insertion vicieuse du placenta, les présentations fœtales ne sont pas influencées par la primiparité avancée.

Si on a à pratiquer une version et que le bassin soit rétréci, les parties molles peu extensibles risqueront d'être déchirées.

Les hémorragies post-partum, en raison de l'inertie de l'utérus, sont assez fréquentes.

La bosse séro-sanguine chez le nouveau-né, les asphyxies, se rencontrent souvent par suite de la prolongation du travail chez les enfants des primipares avancées en âge. Ces accidents du côté de l'enfant ont été jusqu'à la mort apparente et la mort réelle.

Le rachitisme ne peut être mis en cause puisqu'il existe aussi chez les autres primipares.

Il en est de même de l'éclampsie qu'on rencontre, il est vrai, surtout chez les primipares, mais aussi bien chez les vieilles que chez les jeunes.

Et enfin Coccioz termine en disant :

« Il est utile, il est moral, que le médecin use de son influence pour encourager les alliances même tardives.

...En effet, la seule différence qui existe entre une primipare âgée et une jeune, consiste dans la durée de la période de dilatation du col et la résistance un peu plus grande du périnée, mais il n'y a là qu'une différence de temps peu sensible et qui varie même suivant l'état général de la malade ».

En 1881 paraît un travail de Mangiagalli sur ce sujet (1).

L'auteur dit que l'accouchement chez les primipares âgées ne présente rien de spécial et que si d'après les statistiques le pronostic paraît plus grave, cela tient à ce que bien souvent les femmes se sont mariées tard à cause d'un vice de conformation ; c'est ce vice qui est souvent cause de dystocie et non pas la primiparité.

Dieterlen en 1882 (2) cite 667 cas de primipares ayant dépassé la trentaine, et chez ces femmes il trouve que la durée du travail a été en moyenne de 25 heures ; la durée de la période d'expulsion de 2 h. 28.

C'est surtout, d'après lui, à partir de 35 ans que la

---

(1) Mangiagalli. Il parto nelle primipare attempate. *Annali d'ostetricia*, *ecc.*, vol. III, n. 5-6-7, 1881.

(2) Dieterlen. De l'accouchement naturel chez les primipares. *Thèse*, Paris, 1882.

durée totale du travail augmente, elle atteint 33 heures; mais il faut noter qu'il y a peu de cas de ce genre et il ne faut par conséquent pas en tirer des conclusions trop absolues.

En 1872, Cohnstein (1) annonce, après avoir relevé plus de 300 accouchements de primipares âgées, que l'accouchement est plus difficile chez elles;

Que l'intervention pendant le travail est plus fréquente;

Que la mortalité des mères et surtout des enfants est considérable.

Que les présentations vicieuses se rencontrent plus fréquemment chez les primipares âgées.

Charpentier (2) s'exprime ainsi : « On n'est pas d'accord sur l'influence de l'âge; les uns considérant l'âge avancé d'une femme accouchant pour la première fois comme une cause de prolongation du travail, les autres considérant cette circonstance comme insignifiante. Il est pourtant un fait incontestable, c'est que les très jeunes sujets accouchent en général plus rapidement que les autres ». Charpentier cite ensuite comme possible la soudure du coccyx, et il rapporte un cas où cette soudure a joué le rôle capital; il s'agissait d'une primipare de 26 ans et il fut obligé d'avoir recours au forceps pour terminer l'accouchement.

En 1884 paraît la thèse de Courtade (3); son travail, intéressant et complet, mérite qu'on s'y arrête longuement.

---

(1) Cohnstein. *Archives f. Gyn.*, 1872, p. 497.

(2) Charpentier. Traité pratique des accouchements, t. I, p. 426, 1883.

(3) Courtade. *Thèse*, 1884.

Tout d'abord, Courtade divise ses primipares âgées en trois catégories :

1° Primipares de 28 à 30 ans.
2° — 30 à 35 ans.
3° — 35 et au-dessus.

et il trouve que sur 316 primipares observées :

143 étaient âgées de 28 à 30 ans.
125 — 30 à 35 ans.
48 — 35 ans et au-dessus.

La proportion des primipares âgées par rapport au nombre des accouchements de toute espèce est de 5,08 pour 100.

Si on adopte 30 ans comme limite d'âge, on obtient le rapport de 2,78 pour 100.

Après 32 ans le rapport est de 1,63 pour 100, c'est-à-dire à peu près le même que celui trouvé par Ahlfeld.

La comparaison des primipares âgées, entre elles, conduit aux chiffres suivants :

Primipares de 28 à 30 ans. . .	45,2	pour 100
— 30 à 35 ans. . .	39,5	—
— 35 et au-dessus. .	15,2	—

Le retard de la conception peut être dû à des causes diverses :

Aux déviations utérines, à des métrites, à des catarrhes, etc..., qui ont pu nécessiter un traitement et empêcher la fécondation ;

Au développement incomplet de l'appareil génital ;

A l'existence de déformations.

Ces différentes causes ont pu coïncider avec une frigidité sexuelle générale.

En outre, passé 30 ans, il a pu se présenter des conditions morbides des organes de la génération : fibromes, polypes, kystes, etc.

Quant à l'influence de la menstruation, l'auteur cite le cas de la plus âgée de ses primipares (43 ans) qui fut réglée à 13 ans.

Le retard le plus considérable (25 ans) appartient à une femme de 28 ans.

Parmi les femmes réglées à 13 ans et au-dessus la proportion est de :

20,68 pour 100 qui ont eu leur premier enfant à 29 ans
35,71 — — 30 ans.

Kleinwachter, cité par Courtade, a formulé cette loi : *à mesure que l'âge augmente, la menstruation devient plus irrégulière.*

Il serait intéressant de savoir, de l'*âge* ou de la *primiparité,* le facteur qui joue le principal rôle.

Passons à l'influence des *vices de conformation.* Les rétrécissements pelviens sont fréquents chez les vieilles primipares et jusqu'à présent on constate que *plus les femmes sont avancées en âge, plus est élevée la proportion des bassins rétrécis.*

Kleinwachter déclare ne pouvoir établir aucune relation entre l'âge de la première grossesse et les rétrécissements du bassin.

Mangiagalli a observé le rétrécissement du bassin chez 32 vieilles primipares sur 60. La proportion semble un peu forte. Plusieurs auteurs l'attribuent à une simple coïncidence. Les malformations physiques seraient, d'après Courtade, une cause de primiparité tardive en ce sens *qu'elles peuvent retarder l'exercice du coït et le rendre moins fréquent.*

Personnellement nous ne pensons pas qu'on doive juger la chose de cette façon ; il nous semble plus exact de dire que si ces femmes sont primipares âgées, c'est justement parce qu'elles sont mal conformées. En effet, les rachitiques, les boiteuses, etc., trouvent difficilement à se marier et lorsqu'elles y arrivent, elles connaissent les risques que leur fera courir la grossesse ; elles font tout ce qu'elles peuvent pour ne pas devenir enceintes et si la grossesse arrive, ce n'est que plus tard.

Il y a donc lieu, selon nous, lorsqu'on étudie la marche du travail et de l'accouchement chez les primipares âgées, de faire une distinction et de séparer les femmes bien constituées de celles qui ne le sont pas.

Chez les premières, en effet, l'âge seul entre en jeu, tandis que chez les secondes, il faut y joindre les causes de dystocie provenant des viciations de leur bassin, et dans ce cas le pronostic dépend du degré de ces viciations.

Cohnstein cite comme anomalies, ayant pu retarder la conception : la rigidité de la vulve et du vagin, la rigidité des lèvres du col, l'agglutination de l'orifice externe, etc...

En somme, les causes de retards de la conception peuvent se résumer ainsi :

Paresse des fonctions génitales, vices de conformations du bassin et de la colonne vertébrale ;

Appréhensions, chez la femme, qui l'éloignent parfois des rapports sexuels ;

Pour l'homme, obstacle matériel ou moral à l'exercice du coït.

Durée de la grossesse. — D'après Ahlfeld et Rumpe, cités également par Courtade, l'influence de l'âge sur la durée de la grossesse paraît nulle.

Pour la plupart des auteurs, la grossesse gémellaire est assez fréquente chez les primipares âgées. La primiparité étant une condition moins favorable à la fertilité gémellaire que la multiparité, l'âge seul paraît devoir être regardé comme facteur étiologique. D'après les observations, on est autorisé à conclure que la *fertilité gémellaire croît parallèlement à l'âge.*

Les grossesses extra-utérines sont assez fréquentes chez les primipares restées longtemps inféconds. Peut-être, suivant Rumpe, doit-on tenir compte des anomalies de la menstruation.

Irrégularités et complications de la grossesse. — Courtade, en rangeant sous le nom de malaises, l'anorexie, les nausées, les vomissements, convient, d'accord avec Ahlfeld et Schwing, que ceux-ci sont fréquents chez les primipares âgées : 44,6 pour 100.

Les complications morbides de la grossesse donnent une proportion de 19,3 pour 100.

Kleinwachter est d'avis que les complications morbides accidentelles augmentent parallèlement avec l'âge et que les *hémorragies avant l'accouchement diminuent avec l'âge.*

L'*insertion vicieuse du placenta* chez les primipares

âgées n'a pas donné lieu à un assez grand nombre d'observations pour pouvoir en tirer une déduction dans un sens ou dans un autre.

Parmi les affections liées à la grossesse, on doit faire mention des affections rénales, de l'œdème, de l'albuminurie et de l'éclampsie.

La statistique donne

Albuminurie.	3,16	pour 100.
Œdème.	6,64	—
Eclampsie.	2,53	—

Albuminurie. — D'après Kleinwachter, « c'est un fait connu depuis longtemps que les maladies des reins sont plus fréquentes chez les primipares que chez les multipares ; et cela, par suite probablement de la forte pression intra-abdominale, qui peut causer la maladie de Bright ».

Parmi les primipares, les plus âgées sont celles que la maladie frapperait le plus souvent. C'est aussi l'avis de Winckel.

Kleinwachter donne les chiffres suivants :

Albuminurie et œdème :

Chez les primipares	jeunes. . .	1,85	pour 100
—	d'âge moyen.	2,26	—
—	âgées. . . .	10,18	—

Courtade a trouvé :

De 28 à 30 ans. . . .	3,49	pour 100
De 30 à 35 ans. . . .	2,4	—
De 35 et au delà. . .	4,16	—

Œdème. — D'après Kleinwachter, la fréquence

de l'œdème simple des membres inférieurs sans albuminurie augmenterait avec l'âge.

Courtade, en contrôlant les résultats, a trouvé :

De 28 à 30 ans. . . .	3,4	pour 100.
De 30 à 35 ans. . . .	4	—
De 35 et au-dessus. . .	2,08	—

Les chiffres de Kleinwachter sont confirmés, sauf pour les primipares ayant atteint ou dépassé 35 ans.

Eclampsie. — Presque tous les auteurs ont constaté chez les vieilles primipares la fréquence de l'éclampsie. D'après Coccioz, l'éclampsie est moins fréquente chez la vieille primipare *robuste* que chez la jeune primipare *affaiblie*.

Kleinwachter ne rencontre pas d'éclampsie ; par contre Krüger, à Dresde, trouve chez les primipares âgées une proportion de 11,53 pour 100 d'éclamptiques, mais il faut noter que la statistique de Krüger ne porte que sur 26 cas. Cette proportion colossale, mais fortuite, ne s'impose donc pas.

En somme, chez tous les auteurs, Kleinwachter excepté, *l'éclampsie est plus fréquente chez les vieilles primipares* que chez les femmes prises en bloc.

Les résultats de Courtade sont les suivants :

De 28 à 30 ans. . . .	3,49	pour 100.
De 30 à 35 ans. . . .	3, 8	—
De 35 ans et au-dessus. .	4,16	—

Il lui semble hors de doute que les vieilles primipares sont, plus que les jeunes, exposées à l'éclampsie.

L'âge avancé constitue donc, au point de vue du pronostic, dans les cas d'éclampsie une condition défavorable.

Durée du travail. — Les avis au sujet de l'influence de l'âge sur la durée du travail sont partagés, certains auteurs le considérant comme une cause de prolongation, les autres comme une circonstance à peu près insignifiante.

Voici les résultats donnés par Courtade :

A. — La durée totale de l'accouchement portant sur tous les cas donne une moyenne de 22 heures 27 minutes 36 secondes.

B. — Pour les observations dans lesquelles la durée de chaque période a été notée soigneusement, on trouve :

Période de dilatation.	18 h. 54.
Période d'expulsion.	2 h. 09.
Durée totale de l'accouchement. . .	21 h. 03.

C. — La suppression de tous les cas où l'intervention a été nécessaire donne les chiffres suivants :

Période de dilatation.	14 h. 45.
Période d'expulsion.	1 h. 48.
Durée totale de l'accouchement. . .	16 h. 33.

D. — Outre ces cas, si l'on fait abstraction de ceux dans lesquels le fœtus n'était pas à terme ou ne se présentait pas par le sommet, on a

Première période.	14 h. 06.
Deuxième période.	1 h. 43.
Durée totale de l'accouchement. . .	16 h.

La moyenne *minima* est donc de 16 heures.

D'après Tarnier et Chantreuil, la durée moyenne du travail est de 12 à 15 heures. Il en résulte que la durée totale de l'accouchement serait plus longue, mais d'une heure seulement, chez les primipares âgées que chez les primipares en général.

En considérant les moyennes ci-dessus (B), Courtade conclut que la durée moyenne du travail est plus longue chez les vieilles primipares de *six heures* environ.

Ahlfeld évalue à 20 h. 40 la durée normale du travail chez les primipares en général et trouve 27 heures comme moyenne chez les primipares ayant atteint ou dépassé 32 ans.

Pour Kleinwachter, la durée moyenne étant, chez les primipares en général, de 18 heures, il trouve, ayant dépassé ce chiffre :

Les primipares	jeunes. . . .	45,50 pour 100.
—	d'âge moyen. . .	15,38 —
—	âgées.	50 —

Donc, d'après lui, c'est surtout chez les primipares âgées qu'on observe la prolongation du travail.

Expulsion. — Pour la période d'expulsion, voici les résultats de Kleinwachter et de Courtade :

Kleinwachter. (Primipares)		Courtade. (Primipares)	
Jeunes.	1 h. 35.	Au-dessous de 30 ans. . .	2 h. 02.
Age moyen. . . .	1 h. 46.	De 30 à 35 ans. . . .	2 h. 09.
Agées.	2 h. 09.	De 35 ans et au-dessus. .	2 h.

Causes de la lenteur du travail. — Elle provient :

1° De la faiblesse des contractions utérines et de

leur irrégularité, ce qui se constate surtout pendant la période de dilatation du col, mais il ne faut pas attribuer à l'âge seul la faiblesse de ces contractions. La débilité générale et la distension exagérée de l'utérus doivent entrer en ligne de compte ;

2° De la rigidité des parties molles, qui peut parfois n'être que de la paresse et de l'insuffisance de l'action contractile de l'utérus.

La rigidité entraîne parfois des déchirures du périnée chez les vieilles primipares ; on sait que cet accident est beaucoup plus rare chez les multipares.

Steimmann donne, pour ces déchirures, la statistique suivante :

14 à 20 ans.	13,4 pour 100.
25 à 35 ans.	17,6 —
26 à 30 ans.	21,8 —
30 ans et au-dessus.	24,1 —

Kleinwachter a trouvé une moyenne de 30 pour 100.

La fréquence des déchirures augmente donc avec l'âge.

Délivrance. — D'après Kleinwachter, il semblerait que la durée de la troisième période ne subit, sous l'influence de l'âge, aucune modification.

Rumpe n'est pas du même avis.

D'après Courtade, la délivrance artificielle donne un chiffre de 4,43 pour 100.

Hecker et Aschenborn ont remarqué une prédisposition aux adhérences du placenta.

Cohnstein insiste sur la fréquence de la rétention du placenta.

Courtade signale les hémorragies post-partum qui ont été assez fréquentes : dans la proportion de 2,84 pour 100.

D'une façon générale, les primipares âgées semblent plus exposées que les autres à ces hémorragies.

Cohnstein donne le chiffre de 9 pour 100 et Kleinwachter, tout en n'admettant pas cette proportion, convient que cette complication atteint son maximum chez les vieilles primipares et son minimum chez les plus jeunes.

Opérations, Interventions. — En ne tenant compte que des interventions nécessitées par la faiblesse des contractions utérines, et comprenant : application de forceps, incision du col, céphalotripsie, on trouve une moyenne de 9,81 pour 100.

En étudiant le nombre des opérations obstétricales dans leurs rapports avec l'âge, on a comme résultats :

	Forceps.	Opér. obstétr. en bloc.
Moins de 30 ans. .	4,19 pour 100.	4,19 pour 100.
De 80 à 35 ans. .	12 —	13,40 —
35 et au-dessus. . .	12,50 —	18,75 —
Primipares âgées. .	8,54 pour 100.	10,44 pour 100.

La fréquence des cas nécessitant l'intervention augmente donc avec l'âge.

Pour les autres opérations (version, embryotomie, opération césarienne) la moyenne est de 7,27 pour 100.

Mangiagalli a trouvé. . . .	13,33 pour 100.
Et Rumpe.	7 —

Mortalité des mères. — La fréquence de l'intervention

explique la haute mortalité. Courtade trouve une moyenne de 14,33 pour 100, tandis que Winckel n'indique que 3 pour 100; Kleinwachter, 6,48 pour 100; Ahlfeld, 7 pour 100; Mangiagalli, 15 pour 100 et Cohnstein, 27 pour 100.

En éliminant les cas de bassins mal conformés, la moyenne de la mortalité est encore, d'après Courtade, de 12 pour 100 environ.

La mortalité aux divers âges est de :

Moins de 30 ans.	10	pour 100.
De 30 à 35 ans.	13,60	—
35 ans et au-dessus.	14.58	—

Il est donc évident que le *chiffre de la mortalité croît chez les vieilles primipares en même temps que leur âge.*

Enfants. — Courtade a observé que chez les primipares âgées, la proportion des garçons aux filles était de 103,16 pour 100.

Schramm	a trouvé	124	garçons pour	100	filles.
Rumpe	—	106	—	100	—
Kleinwachter	—	116	—	100	—
Bilder	—	112	—	100	—

Si on adopte comme ces auteurs 30 ans au lieu de 28, comme limite inférieure de la primiparité tardive, on trouve 112,78 garçons pour 100 filles.

Donc, d'après ces chiffres, les primipares âgées mettent au monde plus de garçons que de filles.

Courtade pense que l'âge de la mère n'exerce sur le sexe de l'enfant qu'une *influence encore très problématique.*

Poids des enfants. — Hecker trouve en faveur des enfants des vieilles primipares un poids de 10 grammes et une longueur de 3 cent. 3.

Rumpe trouve 12 grammes et 0 cent. 8.

Mangiagalli, trouve à Milan, que le poids et la longueur sont plus faibles que chez les enfants des autres primipares. Kleinwachter conclut de même.

D'après Courtade les poids sont :

Au-dessous de 30 ans.	3,095gr,60.
De 30 à 35.	3,043 75.
Au-dessus de 35 ans.	3,033 60.

On pourrait donc conclure que *le poids de l'enfant diminue à mesure que l'âge de la mère augmente.*

D'après Sobbe, le poids va en augmentant avec l'âge de la mère jusqu'à 35 ans.

Rumpe a étudié le poids moyen des enfants de *multipares,* suivant l'âge de celles-ci.

Les observations portent sur 200 nouveau-nés, et la moitié des mères n'avait pas dépassé 30 ans.

Multipares.	Poids moyen.
Moins de 30 ans.	3,215gr,50.
30 ans et au-dessus.	3,173 44.

Ce qui donne 42 grammes en faveur des enfants nés de mères ayant moins de 30 ans.

D'après Rumpe, il serait difficile de dire si cette diminution du poids de l'enfant chez les vieilles primipares doit être considérée comme une conséquence des *accouchements antérieurs* ou due à de simples *atrophies séniles* survenues dans l'organisme maternel.

Les chiffres de Courtade tendraient à prouver que le poids des enfants diminue après 30 ans, à mesure que l'âge de la mère augmente. Cet auteur imite Kleinwachter en n'osant rien conclure des résultats observés.

Présentations et positions. — Chez les vieilles primipares, la moyenne des présentations vicieuses est de 6,56 pour 100.

Hecker seul a trouvé une proportion plus faible. Tous les autres ont des chiffres plus élevés.

Kleinwachter établit que la fréquence des présentations vicieuses augmente avec l'âge des primipares.

Kleinwachter.		Courtade.	
	Présent. vicieuses.		Présentat. vicieuses.
16 à 19 ans.	1,96 pour 100.	Moins de 30 ans.	2,68 pour 100
20 à 39 ans.	6,45 —	30 à 35 ans. . .	7,03 —
30 à 41 ans.	6,93 —	35 ans et au-dessus.	18 —

Ces résultats sont assez remarquables.

Présentation de la face. — D'après tous les auteurs les présentations de la face (face et front chez les Allemands) seraient fréquentes.

Hecker.	1,38 pour 100.
Ahlfeld.	1,90 —
Kleinwachter.	2,97 —
Krüger et Winckel.	3,20 —
Cohnstein.	5,30 —

Ces chiffres, comparés à la proportion ordinaire qui est de 0,4 pour 100 suivant Pinard, montrent la plus grande fréquence de présentations vicieuses chez les primipares âgées.

Courtade ne trouve que 0,62 pour 100, proportion qui n'a rien d'extraordinaire. Les causes invoquées par les auteurs seraient les suivantes :

Résistance du col.

Rigidité des parties molles.

Conformation vicieuse du bassin.

Présentations du siège. — Courtade trouve dans sa statistique une moyenne de 4,37 pour 100, au lieu de la proportion normale qui est de 3,3 pour 100 d'après la statistique de Pinard.

A ce sujet les avis sont partagés.

Cohnstein donne.	2,5	pour 100.
Hecker.	2,76	—
Rumpe.	3	—

et d'autre part :

Kleinwachter donne.	3,96	pour 100.
Krüger et Winckel.	6	—
Ahlfeld.	4,7	—
Steinmann.	7,6	—

Pour les présentations pelviennes comme pour celles de la face, Kleinwachter insiste sur ce fait que leur fréquence augmente avec l'âge.

Courtade trouve :

Moins de 30 ans.	1,38	pour 100.
30 à 35 ans..	3,90	—
35 ans et au-dessus.	14	—

Présentation du tronc. — Les résultats sont les suivants :

Rumpe.	2	pour 100.
Courtade.	1,56	—
Steinmann.	1,20	—

Pinard ne trouve que 0,8 pour 100.

Il est donc assez difficile de formuler une opinion.

Pour les *présentations de l'épaule* comme pour celles de la face, la proportion paraît augmenter avec l'âge de la mère.

Primipares	au-dessous de 30 ans. . .	0,00	pour 100.
—	de 30 à 35 ans.	2,40	—
—	de 35 ans et au-dessus. . .	4,16	—

Mortalité. — Sur 323 enfants nés de 316 primipares, Courtade signale 45 décès survenus soit pendant la grossesse, soit pendant le travail, soit au moment de la naissance, soit dans les quelques minutes qui l'ont suivie.

La mortalité des enfants est fort élevée chez les vieilles primipares : 14,24 pour 100.

Hecker (à Munich) a trouvé.	17,6	pour 100.
Winckel (à Dresde).	20	—
Ahlfeld (à Leipzig).	24	—
Cohnstein.	44,8	—

Les résultats de Courtade ne portent que sur les mères primipares, à partir de l'âge de 28 ans.

Ces chiffres semblent démontrer que la moyenne de la mortalité chez les enfants des primipares croît en raison directe de l'âge de la mère.

Les choses ne se passent ainsi que chez les primipares âgées. S'il s'agit de primipares, en général, la proportion n'est plus vraie.

D'après Kleinwachter, si la mortalité des enfants est moins élevée chez les primipares jeunes que chez les vieilles, elle est plus faible chez les primipares d'âge moyen que chez toutes les autres.

Le chiffre élevé de la moyenne de la mortalité s'explique par le travail plus long et l'intervention plus fréquente ; enfin dans la statistique de Courtade la proportion des rétrécissements pelviens était considérable.

RÉSULTATS

DE 111 ACCOUCHEMENTS DE FEMMES PRIMIPARES

AGÉES DE 30 ANS ET PLUS

(Clinique TARNIER, 1898-1899)

RÉSULTATS

DE 111 ACCOUCHEMENTS DE FEMMES PRIMIPARES

AGÉES DE 30 ANS ET PLUS

(Clinique TARNIER, 1898-1899)

Nous avons de notre côté recueilli les observations de primipares âgées de 30 ans et plus, accouchées à la clinique Tarnier pendant les années 1898 et 1899. Nous publions seulement les plus intéressantes, mais toutes sont résumées dans les tableaux suivants :

ANNÉE 1898

Nos	AGE	PRÉSENTATION	DURÉE du TRAVAIL	POIDS des ENFANTS	OBSERVATIONS
				gr.	
16	38	Sommet.	30h	3,200	
18	36	id.	24	4,050	Forceps p. résistance périnée.
70	31	id.	11 15	3,000	
102	30	id.	7 30	3,650	Encéphalite aiguë, hémorr., délivrance.
140	30	id.	26 50	2,925	Forceps, inertie, résistance périnée.
219	31	Siège.	5 30	2,400	
300	30	D. P.	14 30	3,470	Forceps, inertie.
389	39	G. A.	17 30	3,700	Forceps, inertie, hémorr., délivrance.
402	31	G. A.	10	2,920	
451	32	Siège.	2	3,620	
480	31	Sommet.	14	2,270	
491	30	id.	18	3,420	
541	30	Siège.	8 30	3,025	
596	33	id.	21 30	3,050	
692	32	Sommet.	33 20	3,270	Albuminurie.
769	36	O. D. P.	29 20	3,250	Forceps, résistance périnée.
790	33	D. P.	33 45	3,250	Bassin rétréci, pr. p. 11 ; forceps p. rall. B. d. C. ; m. app. ranimé, mort le lendemain.
837	37	G. A.	?	2,660	Bassin ap. des 2 côtés ; lux. cong. double, albuminurie.
838	39	Sommet.	3 30	3,850	
840	30	id.	6	2,620	
848	32	id.	4j 11h	3,460	Forceps p. résist. périnée ; mort convul. hémorr. cérébrale ; hémorr., délivr.
857	30	id	51h	3,130	Forceps, inertie.
860	32	id.	11 35	2,930	
933	38	id.	5	1,860	Lux. cong. droite ; bassin aplati.
954	31	id.	7 35	3,200	
982	33	id.	4	2,650	Forceps, inertie.
986	35	id.	14	2,250	
1033	32	id.	22	2,980	Forceps, résistance périnée.
1129	42	id.	9	3,150	
1170	32	id.	8 30	2,700	
1183	30	id.	24	3,470	Forceps, inertie.
1216	30	id.	20	3,200	

Nos	AGE	PRÉSENTATION	DURÉE du TRAVAIL	POIDS des ENFANTS	OBSERVATIONS
				gr.	
1233	30	Sommet.	10h01	2,600	
1275	36	id.	15 50	3,400	
1286	41	id.	9	3,010	
1295	38	id.	9 25	3,100	
1323	30	id.	11	3,500	
1331	40	id.	48	3,500	Forceps, inertie.
1359	31	id.	15	3,500	
1402	35	id.	16	2,350	
1416	42	id.	33	3,300	
1418	36	D. P.	24 10	3,850	Forceps ; délivr. artif. pour rétraction de l'orifice int. ; résist. périnée.
1423	30	D. P.	9	3,300	
1450	37	G. A.	3 30	1,330	Placenta prœvia. ; hémorr. multiples ; enfant sorti pesant 2,375 gr.
1472	35	Sommet.	9 20	3,820	
1493	39	id.	82	3,280	
1512	34	G. A.	12	3,250	
1529	34	Siège.	3	1,400	Sorti pesant 2,460 gr.
1694	32	G. A.	20 30	3,100	
1699	30	Sommet.	9	3,400	Forceps, inertie.
1722	35	id.	24	3,000	
1729	30	id.	6	3,500	Forceps pour rall. B. d. C.

ANNÉE 1899

Nos	AGE	PRÉSENTATION	DURÉE du TRAVAIL	POIDS des ENFANTS	OBSERVATIONS
				gr.	
8	37	Sommet.	11h	2,550	Forceps, inertie.
35	30	id.	15	3,080	Mort (syphilis) ; forceps, résist. du périn.
61	34	id.	10 45	3,320	
88	30	id.	30 40	2,800	Enfant mort de diarrhée.
116	42	id.	15 30	2,950	
128	36	id.	8 30	2,630	Forceps, résist. du périnée.
208	33	id.	13	3,370	Enfant mort de cyanose, otite.
209	33	id.	24	2,720	Forceps (D. Sup.), p. s. p. 11 cms.
242	30	id.	12	2,150	
251	31	id.	14	3,080	
278	36	id.	63	2,870	
280	32	id.	8	2,900	
290	30	id.	5	3,550	
294	30	id.	12	3,030	
306	31	id.	4 15	3,330	
312	33	id.	11	3,500	Forceps p., résist. du périnée.
327	30	id.	46	3,300	Forceps ; albumin. intense, cyanose ; dyspnée ; hémorr., délivrance artif.
344	36	id.	24	4,220	
358	33	id.	13 20	3,250	Hémorrh., délivrance artificielle.
366	34	id.	8 30	3,250	
387	33	id.	7 30	2,650	
409	30	id.	6	2,970	Prom. accessible.
440	35	id.	17 15	2,700	
444	41	id.	42 50	3,150	Mère morte d'embolie le jour du départ.
454	33	id.	12 15	2,600	
463	35	id.	9 45	3,460	
482	33	id.	8	3,200	Délivr. natur., 2 h. 25 après accouch., hémorr. par décoll. partiel du placenta.
500	33	id.	13	3,660	Prodromes d'éclampsie, albuminurie.
505	31	id.	34	2,950	
511	35	id.	10 30	2,670	Forceps, résis. du périnée ; hém., délivr.
571	31	id.	10	3,130	
701	31	id.	21	3,240	
737	35	id.	10	2,770	

Nos	AGE	PRÉSENTATION	DURÉE du TRAVAIL	POIDS des ENFANTS	OBSERVATIONS
				gr.	
806	36	Sommet.	17h10	3,880	Forceps, résist. du périnée.
822	41	id.	4	2,750	Hémorr. délivrance.
834	33	id.	25 30	3,000	
838	33	id.	32 50	3,000	
877	30	Face.	36	2,850	Forceps, inertie.
895	31	Sommet.	36 15	1,890	
914	32	id.	9	3,260	
997	32	id.	24	3,600	
1050	32	id.	12 45	3,150	Forceps, résist. du périnée.
1064	31	id.	17	3,275	Forceps, inertie.
1106	36	id.	10 50	3,030	P. s. P. 10,4.
1139	35	id.	13 15	2,300	Bassin gt rétréci.
1179	35	id.	26 20	2,650	Fibrome.
1207	35	id.	15	3,750	Fibrome.
1211	36	id.	22 30	2,880	Albuminurique.
1215	33	id.	17 20	3,320	Forceps, inertie : prom. accessible.
1282	32	id.	31	2,960	Forceps, inertie.
1299	32	id.	16 15	2,520	Hydroamnios 1,500 gr.
1316	30	id.	9 30	2,460	
1319	36	id.	4 45	2,450	Forceps, albuminurie, inertie.
1357	30	id.	35 30	2,650	
1486	33	id.	4 30	3,620	Hém., post partum.
1491	35	id.	16 45	3,340	Forceps, inertie utérine.
1493	35	id.	17	3,090	Luxation congénitale double.
1497	31	id.	17 35	3,460	
1498	40	id.	7 45	2,670	Albuminurie.

Nous avons ainsi réuni 111 cas, 52 en 1898 et 59 en 1899.

Que s'est-il passé ?

Interventions. — Sur ces 111 cas, 81 se sont terminés spontanément et 30 par une application de forceps; c'est donc une moyenne de 73 pour 100 d'accouchements spontanés. Sur ces 30 applications de forceps, 11 ont été faites pour résistance du périnée et 14 pour inertie utérine, 1 pour les deux causes et enfin 4 pour des causes diverses, ralentissement des b. d. c., rétrécissement du bassin, etc.

Complications. — On a noté 9 fois des hémorragies de la délivrance, soit 8 pour 100 environ.

Durée du travail. — Quelle a été la durée du travail? En 1898 elle a été de 908 heures pour 51 cas, soit 18 heures en moyenne.

En 1899 elle a été de 1032 heures pour 59 cas, soit 17 heures en moyenne.

Dans un cas, le n° 837 de 1898, cette durée n'est pas indiquée. Le travail a donc eu, en moyenne, une durée de 17 h. 30 environ.

Présentations. — Comme présentations, nous notons 5 fois celle du siège et une fois celle de la face; les autres cas étaient des présentations du sommet.

Vices de conformation du bassin. — 9 femmes présentaient des viciations du bassin, dues: 6 fois à un rétrécissement antéro-postérieur et 3 fois à une luxation de la hanche, soit une moyenne de 8 pour 100 et la durée moyenne du travail, dans ces cas-là, a été de 14 heures, c'est-à-dire inférieure à la moyenne totale, mais cela tient à ce que les vices de conformation du bassin étaient des plus légers et peut-être aussi à ce que chez 3 d'entre elles on a abrégé le travail en le terminant par une application de forceps. C'est une série heureuse, car si ces femmes sont primipares âgées parce qu'elles se sont mariées tard, à cause de leurs vices de conformation, ces vices n'ont pas été, ici, une cause de dystocie bien sérieuse.

Inertie utérine. — Nous notons ensuite que 9 fois l'inertie utérine, a donné lieu à une hémorragie de la délivrance. Si nous rapprochons ces 9 cas des 14 cas ayant nécessité une application de forceps, nous voyons que l'inertie utérine entre pour une large part dans les complications de l'accouchement dans les cas qui nous occupent, puisque cela fait 22 cas d'inertie (une femme ayant eu en même temps un forceps et une hémorragie de la délivrance, n° 389), soit 19 pour 100 environ. L'inertie dans ces cas-là a-t-elle été la conséquence d'un travail prolongé? c'est peut-être vrai dans quelques cas, mais pas toujours, car nous voyons que pour le:

Nos 102	de 1898	(hémorragie),	la durée de travail a été de. .	7 h. 30.
140	—	(forceps).	—	26 h. 30.
300	—	(forceps).	—	14 h. 30.
389	—	(forceps et hémorragie),	—	17 h. 30.
848	—	(hémorragie),	—	4 j. et 11 h.
857	—	(forceps),	—	51 h.
982	—	(forceps),	—	4 h.
1183	—	(forceps),	—	24 h.
1331	—	(forceps),	—	2 j.
1699	—	(forceps),	—	9 h.

Nos 8 de 1899	(forceps), la durée du travail a été de.	.	11 h.	
327	— (hémorragie),	—	46 h.	
358	— (hémorragie),	—	13 h.	20.
482	— (hémorragie),	—	8 h.	
511	— (hémorragie),	—	10 h.	30.
822	— (hémorragie),	—	4 h.	
1064	— (forceps),	—	17 h.	
1215	— (forceps),	—	17 h.	
1282	— (forceps),	—	31 h.	
1319	— (forceps),	—	4 h.	45.
1486	— (hémorragie),	—	4 h.	30.
1491	— (forceps),	—	16 h.	45.

C'est-à-dire que dans 7 cas seulement le travail a duré plus longtemps que la moyenne totale trouvée plus haut; il faut plutôt croire que l'inertie est ici une conséquence de l'âge même des tissus.

En effet, parmi toutes les primipares qui nous occupent, recherchons celles qui sont âgées de 40 ans et plus; nous en trouvons 8: 4 en 1898, les nos 116, 444, 822, 1498 et 4 en 1899: les nos 1129, 1286, 1331 et 1416.

Sur ces 8 cas, nous avons trouvé 2 fois l'inertie utérine; dans un cas, le n° 822, il y a eu hémorragie, dans l'autre, n° 1331, on a dû faire une application de forceps; c'est donc une proportion de 25 pour 100, par conséquent plus élevée que précédemment.

La durée du travail considérée dans ces 8 cas spéciaux est également un peu plus élevée, elle est de 20 h. 45, avec un minimum de 4 heures et un maximum de 48 heures.

Par contre, nous n'observons pas d'intervention pour résistance des parties molles, aucune de ces femmes ne présente non plus de vice de conformation.

Résistance du périnée. — Elle a été observée 11 fois et dans ces 11 cas on a dû terminer par une application de forceps ; c'est donc une moyenne de 10 pour 100, moyenne qu'on observe du reste chez les primipares prises en bloc.

Fibromes. — Deux femmes présentaient des fibromes (n°s 1179 et 1207 de 1899), mais toutes deux sont accouchées spontanément et sans complications.

Albuminurie. — Sept femmes étaient albuminuriques, mais aucune n'a eu d'attaque d'éclampsie.

Placenta prævia. — Enfin, chez une seule, on a noté l'insertion vicieuse du placenta.

Mortalité. — Voyons maintenant quelle a été la mortalité pour les femmes et pour les enfants.

a) *Femmes.* — Deux femmes sont mortes, l'une (n° 444 de 1899) d'embolie le jour de son départ ; l'autre (n° 102 de 1898) d'encéphalite aiguë, mais aucune n'a succombé aux complications de son accouchement.

b) *Enfants.* — 4 ont succombé.

Le n° 790 de 1898, né en état de mort apparente à la suite d'une application de forceps nécessitée par le ralentissement des bruits du cœur, a été ranimé mais n'a vécu que quelques heures.

Des trois autres enfants, l'un était syphilitique, un autre est mort de diarrhée et le dernier de cyanose.

Tels sont les résultats obtenus dans ces 111 cas d'accouchements chez des primipares âgées.

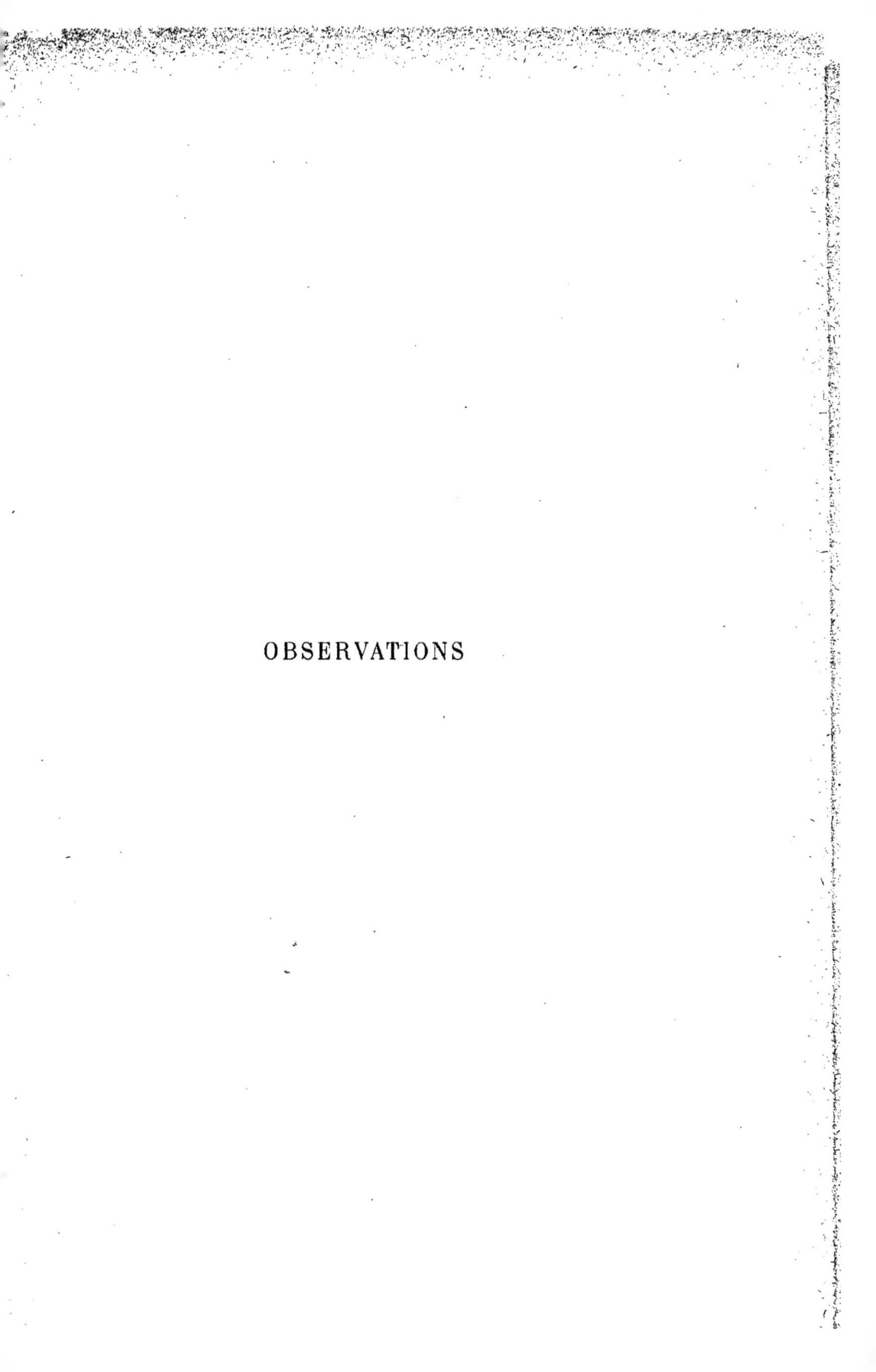

OBSERVATIONS

OBSERVATIONS

Observation I

La nommée G..., n° 1207, âgée de 35 ans.

Entrée le 25 septembre 1899.

A. H. — Le père de la malade est mort à 61 ans à l'Hôtel-Dieu ; la mère à 67 ans : 7 enfants dont 3 vivent.

A. P. — Elle a marché d'assez bonne heure, puis vers le 16e mois elle est atteinte d'angine, puis de rougeole, mais se porte assez bien depuis ce temps. Réglée à 15 ans, régulièrement ; règles assez abondantes chaque fois de 5 à 6 jours, mais non douloureuses. Pas de grossesse antérieure ni de fausse couche.

Grossesse actuelle. — Les dernières règles remontent au 17 décembre. Légèrement fatiguée pendant les premiers temps ; a eu des vomissements pendant 2 mois, toujours au lever.

Fin juillet et première dizaine d'août elle se sent lourde, fatiguée ; elle vient à la consultation où l'on trouve un bassin normal. — Dos à gauche, battements du cœur fœtal à gauche ; tête non engagée, mobile au détroit supérieur ; col diminué de longueur, ramolli, perméable à son orifice externe.

Vers le 4 août, bruits du cœur fœtal bons.

Présentation en O. I. G. A.

On constate également une tumeur arrondie, dure, un fibrome

qui glisse quelquefois sous les doigts et un peu plus gros qu'un œuf de perdrix.

Revenant à la consultation vers le 25 août, on constate un changement ; c'est une O. I. D. P., bruits du cœur fœtal bons, et l'on trouve 2 proéminences produites par des masses fibromateuses.

Le 25 septembre elle entre dans la salle de travail à 5 heures avec une dilatation de 2 centimètres ; vers les 8 heures 1/2 on a 2 centimètres de dilatation ; à 11 heures 1/2 on a 5 centimètres et les 2 fibromes se montrent à droite et à gauche de l'ombilic.

A 1 heure du matin, le 26 septembre, la rupture des membranes s'effectue ; à 2 heures 1/2 la dilatation est complète et l'on a une O. I. D. P. avec une position O. P.

Vers les 4 heures, l'occiput apparaît à la vulve, le périnée bombe alors ; on recommande à la femme de ne plus pousser et, avec la main droite, on dégage l'occiput, puis le sommet et enfin le front ; puis apparaissent les yeux, le nez, la bouche, et le menton se dégage à la fourchette ; le périnée est fortement tendu ; la rotation de la tête s'opère. On place alors les doigts de la main droite en fourchette au cou de l'enfant et, tenant la tête de la main gauche, on dégage en tirant en bas l'épaule antérieure, puis, élevant l'enfant en le rapprochant du ventre de la mère, on fait sortir l'épaule postérieure et enfin l'épaule antérieure ; à l'aide de légères tractions on place le plus grand diamètre de l'enfant en sacro-pubienne, puis on l'extrait totalement.

La délivrance naturelle a lieu à 4 h. 45. Le travail a duré 15 heures ; l'enfant pèse 3^{kgr},750 ; le placenta, 510 grammes.

On panse avec une serre fine la légère déchirure du périnée.

Diamètres :		
	O. M.	14^{cm},5.
	S. O. B.	9
	O. F.	11
	B. P.	9
	B. T.	8

Observation II

La nommée P..., n° 1179, âgée de 35 ans.

Entrée le 20 septembre 1899.

A. H. — Père mort à 58 ans de fistule à l'anus à la suite de l'opération.

Mère morte à 48 ans d'une affection de poitrine aiguë.

5 sœurs et 2 frères tous bien portants.

A. P. — A marché de bonne heure. Pas de maladies de l'enfance.

Réglée à 15 ans.

Règles abondantes, douloureuses, très irrégulières ; la parturiente ne voyant que 8 fois par an.

Anémique vers l'âge de 17 ans.

Pas de pertes blanches.

Primipare de 35 ans, réglée le 14 décembre pour la dernière fois. Durant sa grossesse, pas de phénomènes réflexes. Seulement des douleurs violentes. Œdème des jambes et des pieds ; quelques petites varices aux jambes.

État général normal.

Bassin normal.

Poumons bons.

Cœur bon.

Urine normale.

Examen obstétrical. — Les premières douleurs apparaissent à 8 heures du soir le 18 septembre ; elles ont duré toute la nuit. La poche des eaux s'est rompue le 20 septembre à 5 heures du matin. La malade est venue à la clinique à 3 heures de l'après-midi, a eu des douleurs à partir de ce moment, toutes les demi-heures. Arrivée à la salle à 5 heures du soir.

Dans l'intervalle des contractions on diagnostique au toucher une O. I. D. P., foyer d'auscultation à droite, les bruits du cœur fœtal réguliers et bons.

Au toucher, on trouve un col effacé avec une dilatation d'un centimètre environ et une bosse séro-sanguine saillante.

Les contractions ont lieu toutes les 10 minutes, douloureuses. A 9 heures 1/2 la dilatation est de 2 centimètres environ.

Les bruits du cœur fœtal sont bons.

10 heures. — La femme a des contractions toutes les 5 minutes, fortes ; elle se plaint des reins et de crampes aux jambes.

A 10 heures 1/2 la malade perd du sang. Les bruits du cœur fœtal sont bons. Le travail se continue régulièrement, mais péniblement.

11 heures 1/2. — Dilatation complète. Rotation complète.

La malade a des contractions fortes, rapprochées, très douloureuses.

Dans l'intervalle on ausculte, et on trouve les bruits du cœur fœtal bons. Au toucher la suture sagittale est maintenant dans la ligne médiane, la fontanelle antérieure accessible. La tête est mal ossifiée. Le périnée bombe. La tête apparaît à la vulve ; on sent une bride d'hymen en arrière de la fourchette, mais assez lâche pour ne pas faire résistance.

12 heures 1/4. — Les parties molles se prêtent toujours difficilement et l'expulsion se fait lentement. Dans une dernière contraction la tête est expulsée et l'accouchement se termine normalement.

Enfant vivant, de poids moyen ; 20 minutes après se fait la délivrance naturelle et complète. Durée du travail : 28 heures.

Observation III

La nommée M..., n° 1139, âgée de 35 ans.

Entrée le 11 septembre 1899.

A. H. — Parents morts : le père poitrinaire, la mère de vieillesse.

3 frères bien portants.

4 sœurs bien portantes.

A. P. — Née à terme, nourrie au sein, premiers pas à 1 an ; coliques et diarrhées rebelles dans l'enfance.

Réglée à 10 ans ! Elle a eu ses règles pendant 1 an, régulières, et ne les a pas eues pendant 2 ans 1/2 ; elles ont recommencé depuis régulièrement ; pas de pertes blanches.

Dernières règles au mois de décembre, le 16.

La grossesse a bien évolué. Des varices aux jambes se sont enflammées et ulcérées.

Au toucher, on trouve la face antérieure du sacrum accessible. Le promontoire est très en arrière et inaccessible. Présentation et position en O. I. G. A. Bruits du cœur fœtal bons et urine normale.

Apparition des premières douleurs le 11 septembre à 4 heures du matin. Entrée à la salle d'accouchement à 6 heures.

Dilatation à l'entrée 1 centimètre, complète à 4 heures 45 du soir. Rupture des membranes spontanée à 4 heures du soir. Liquide normal. Présentation en O. I. G. A.

Accouchée à 5 heures 1/4 du soir en O. P. Durée du travail : 13 heures 1/4. Périnée intact.

Garçon de $2^{kgr},300$ en bon état, de longueur totale de 47 centimètres. Diamètre de la tête :

O. M.	12^{cm} 1/2
O. F.	11 1/4
S. O. B. . . .	10,5
B. P.	8
B. T.	7,5

La délivrance se fait naturellement à 5 heures 1/2 du soir. Poids du placenta : 340 grammes. Longueur : 42 centimètres.

Membranes incomplètes, une partie de la caduque manque.

Observation IV

La nommée X..., n° 1498, âgée de 40 ans.

La malade se présente à la salle de travail à 6 heures 45 du matin. Elle a ressenti les premières douleurs le 29 novembre à 11 heures 1/2 du soir. Actuellement le travail est très avancé. La dilatation est complète depuis 6 heures du matin. La poche des eaux s'est rompue à 1 heure.

Dans ses antécédents héréditaires, il n'y a rien à noter. Père bien portant.

Mère morte d'une pneumonie.

3 sœurs qui se portent bien.

A. P. — Age de la marche normal, nourrie au sein. Apparition des premières règles à 13 ans ; elles se sont établies sans provoquer de malaises. Réglée régulièrement, pas très abondamment.

Comme maladies ayant pu laisser des traces sur sa constitution : une rougeole à l'âge de 9 ans, mais très bénigne ; convalescence rapide. A 22 ans, angine diphtérique suivie d'embarras gastrique fébrile et un point pleurétique.

Squelette normal. Appareil circulatoire normal.

L'appareil respiratoire n'a jamais souffert.

Grossesse actuelle. — Les dernières règles ont eu lieu le 28 février ; elle a senti les mouvements actifs vers le 20 juillet. Quant aux troubles de la grossesse, la malade prétend qu'elle n'a eu à souffrir de quoi que ce soit, elle se récrie chaque fois qu'on lui signale un trouble spécial.

Vers le premier mois seulement quelques sensations anormales dans l'abdomen. A la fin de la grossesse, albuminurie constatée il y a 3 semaines.

A l'inspection, abdomen normalement développé, ligne brune

bien marquée, vergetures rosées, quelques varices légères à la partie interne des jambes. Seins bien développés.

Palper. — Hauteur de l'utérus 5 travers de doigt au-dessus de l'ombilic. Utérus légèrement incliné à droite. On sent difficilement la tête qui est profondément engagée. Le dos est à droite, petites parties fœtales dans le flanc, à droite.

A l'auscultation on entend les bruits du cœur normaux sur la ligne médiane, au-dessus du pubis.

Au toucher on constate que la dilatation est complète, les membranes sont rompues, on arrive directement sur la tête profondément engagée; la suture est dans le diamètre oblique gauche, on arrive sur la fontanelle postérieure à droite et en arrière.

La malade était allée consulter M. le Dr Glaize le 27 novembre à 6 heures 1/2, ressentant simplement un peu de pesanteur dans le bassin. M. Glaize constate qu'il n'y a pas le moindre début du travail.

Elle a eu ses premières douleurs le soir à 11 h. 1/2. A 5 heures, la poche des eaux se rompait et à 5 heures du matin le Dr Glaize était appelé. Il constatait une dilatation presque complète. Pour des raisons personnelles la malade vient accoucher à la clinique Tarnier. A son arrivée, la dilatation est complète. La rotation interne s'est opérée vers 7 heures et l'occiput apparaît à la vulve. Elle accouche spontanément à 7 h. 10 d'un enfant vivant et bien portant.

Observation V

La nommée ...., n° 1493, âgée de 38 ans.

Entre le 26 novembre 1899 à la clinique.

A. H. — La mère de la parturiente est bien portante.

Elle a eu 9 grossesses normales qui se sont terminées par autant d'accouchements spontanés à terme d'enfants vivants et bien portants.

Pas de grossesse gémellaire.

Sur les 9 enfants, 4 sont morts en bas âge, un autre à 12 ans de maladie inconnue, les 4 survivants sont en bonne santé.

A. P. — Nourrie au sein, la parturiente qui est atteinte d'une luxation congénitale double de la hanche a marché à l'âge de 14 mois.

Elle n'a pas eu de maladies de la première ni de la seconde enfance. A 17 ans elle a eu la rougeole ; ses règles qui ont fait leur première apparition pendant cette maladie, se sont toujours maintenues régulières, peu abondantes, non douloureuses, d'une durée de 3 à 4 jours.

En juillet 1898 notre malade s'est mariée à l'âge de 37 ans et 3 mois ; depuis son mariage, les règles n'ont subi aucune modification dans l'époque de l'apparition, dans l'abondance ou la durée.

Grossesse actuelle. — Les dernières règles ont eu lieu en février 1899, la malade ne peut donner à cet égard une date plus précise. C'est cette disparition des règles jointe aux modifications de volume de l'abdomen et des seins qui ont fait soupçonner à la malade son état de grossesse.

Cette grossesse n'a présenté aucun des troubles qui accompagnent si souvent l'état de gestation et, sauf une éruption généralisée à tout le corps qui a débuté vers le 3e mois, est allée en augmentant et qui semble être de l'acné d'après les traces qui sont encore visibles, il n'y a rien à signaler. Cette éruption a provoqué des démangeaisons jusqu'au moment de l'accouchement. Le 25 novembre à midi la malade se sentant fatiguée s'est mise au lit ; elle ressent des douleurs qui lui font croire que son accouchement est proche, ces douleurs sont peu fortes et très espacées. Tout à coup elle sent une quantité de liquide notable s'écouler entre ses cuisses et mouiller le lit. Les douleurs continuent toute la nuit sans modification sensible, cependant le 26 elles augmentent progressivement dans la matinée et deviennent si fréquentes qu'à 5 heures du soir la parturiente entre à la salle de travail.

Examen. — A ce moment nous pratiquons, après interrogatoire, un examen qui nous donne les particularités suivantes :

Inspection. — La malade est atteinte de luxation congénitale bilatérale de la hanche.

Ce qui frappe tout d'abord, c'est la brièveté des cuisses, qui forment une sorte de parenthèse lorsque la malade, en joignant les talons, cherche à appliquer les jambes l'une contre l'autre.

La ligne horizontale qui passe par les sommets des trochanters. passe à 5 centimètres au-dessus de l'épine iliaque antérieure et supérieure.

Si l'on applique la plante des pieds contre un plan résistant et qu'on mesure la distance qui la sépare de l'interligne articulaire du genou, on trouve une longueur de 43 centimètres.

Cette distance reportée au-dessus de l'interligne articulaire dépasse d'environ 7 centimètres l'épine iliaque antérieure et supérieure.

Les têtes fémorales sont dans les fosses iliaques externes en haut et en arrière des cavités cotyloïdes.

La région lombaire présente une ensellure marquée et la ligne horizontale qui joindrait les sommets des trochanters passe non loin de l'épine iliaque postérieure et inférieure, par conséquent bien au-dessus de la pointe du sacrum.

Le plan du détroit supérieur fait donc avec l'horizontale un angle très ouvert, qui se rapproche beaucoup de l'angle droit. La vulve est très reportée en arrière.

En dehors de cela, le squelette est normal.

L'abdomen saillant et tombant légèrement sur les cuisses présente quelques rares vergetures ; la cicatrice ombilicale est déplissée ; la ligne blanche est pigmentée et sur le pourtour de l'abdomen suivant une ligne courbe à concavité supérieure on trouve des traces nombreuses de l'éruption signalée plus haut.

Les seins sont normaux et bien conformés, les auréoles pigmentées présentent de nombreux tubercules de Montgomery, les mamelons également sont bien conformés et laissent sourdre à la pression quelques gouttes de colostrum.

Palper. — Le fond de l'utérus atteint l'appendice xyphoïde, son axe est dévié en haut et à droite.

On sent la tête profondément engagée dans l'excavation.

Le siège est en haut, le dos à gauche ; à droite on sent de petites parties fœtales.

Diagnostic : O. I. G. A.

Toucher. — Le col complètement effacé présente une dilatation de 1 centimètre. Le promontoire n'est pas accessible.

A travers le segment inférieur de l'utérus aminci on croit sentir la fontanelle postérieure.

Auscultation. — Les bruits du cœur qui sont bons s'entendent à gauche sur le milieu de la ligne qui joint l'ombilic à l'épine iliaque antérieure et supérieure.

La température est de 37°.

Les urines sont louches.

La malade commence à souffrir beaucoup.

Il y a de fortes contractions utérines pendant lesquelles on sent quelque chose qui bombe légèrement et se tend sous le doigt.

Malgré les dires de la malade qui affirme avoir perdu les eaux la veille, nous devons croire à l'existence de la poche des eaux.

Dans l'intervalle des contractions on sent la suture sagittale dans le diamètre oblique gauche. A 10 heures dilatation de 4 centimètres.

Avec un peu de difficulté on arrive sur la fontanelle postérieure qui est accessible derrière l'éminence iléo-pectinée. Les douleurs sont très fortes.

A minuit il y a 5 centimètres et demi de dilatation, les contractions utérines sont fortes et reparaissent toutes les 4 minutes; il sort de la vulve du liquide amniotique mélangé de débris sébacés.

A 6 heures du matin dilatation complète.

Les contractions utérines sont très fortes et reviennent toutes les 2 ou 3 minutes environ.

La malade souffre et se plaint beaucoup ; les buits du cœur du fœtus tout en étant bons semblent très légèrement ralentis.

La rotation étant faite, la tête vient appuyer sur le plancher pelvien; du liquide amniotique, légèrement teinté de méconium, sort en abondance. La parturiente pousse avec énergie, le périnée se distend très lentement car il est assez résistant, et la tête qui se présente à l'orifice vulvaire rentre dans l'intervalle des contractions.

Enfin, à 6 heures 30 du matin, après une poussée énergique, la tête dégage ses diamètres sous-occipitaux bregmatique, frontal et mentonnier.

La tête tourne son occiput à gauche et les épaules se dégagent ainsi que le tronc.

Le périnée est intact.

L'enfant du sexe masculin pèse 3^{kgr},090 et mesure 51 centimètres, délivrance naturelle à 6^{h},50. L'arriére-faix pèse 530 grammes. Le cordon mesure 58 centimètres. Les membranes ne paraissent pas être complètes, il semble en manquer une très faible portion.

La durée du travail a été de 42 heures.

Le liquide amniotique est teinté de méconium. Les urines sont encore louches.

O. M.	13 centimètres
O. F.	11,5
S. O. B.	9
B. P.	9
B. T.	7,5

Suites de couches normales. Le 29 et le 30 les lochies sont légèrement fétides, on donne des injections de sublimé chaudes et le 1er décembre elles sont sans odeur.

Observation VI

La nommée ...., n° 1211, âgée de 36 ans.

A. H. — Père et mère en bonne santé.

A. P. — A marché à 12 mois.

Pas de maladies.

Réglée à 13 ans régulièrement. Pas de pertes blanches.

Dernières règles le 26 décembre.

Albumine dans les urines.

A perdu les eaux le 25, à 3 heures du matin.

Puis quelques douleurs.

A 3 heures de l'après-midi, entre à la clinique venant de chez elle avec de la gaze iodoformée dans le vagin.

A minuit un quart, arrive dans la salle de travail avec de fortes douleurs.

Dilatation de 5 centimètres. Position O. I. D. P.

A 1 heure 1/4. Dilatation complète.

A 1 heure 1/2. Naissance d'une fille pesant 2^{kgr},880.

Délivrance à 2^{h},10.

Observation VII

La nommée C..., n° 1106, âgée de 36 ans.

Entrée le 28 août 1899.

A. H. — Père mort en mars à la suite d'une bronchite chronique à l'âge de 64 ans ; mère morte en couches.

A. P. — A marché de bonne heure. Premières règles à 15 ans, depuis elle a été réglée très régulièrement.

D. P. — Elle a eu ses dernières règles du 17 au 25 novembre, rien d'anormal dans le cours de la grossesse. Seulement quelques nausées accompagnées de vomissements.

Il y a 15 jours elle constate, en allant à la selle, un léger écoulement sanguin au niveau de la vulve, ce pourquoi elle vient à la consultation, mais au moment où elle est examinée, tout suintement a disparu ; la femme retourne à son travail.

Le 28 août elle revient consulter parce qu'elle perd de l'eau ; elle est admise dans le service.

Le 5 septembre à 5 heures du matin, les premières douleurs apparaissent, douleurs très rares et peu intenses.

A 7 heures du matin, rupture spontanée des membranes. A 8 heures on la fait descendre, elle perd beaucoup de liquide amniotique.

A 9 heures on l'examine et voici ce qu'on trouve :

C'est une femme de petite taille.

Elle a les bosses frontales peu marquées.

Au palper on trouve la tête amorcée, le dos à droite et un peu en avant, les petites parties fœtales à gauche.

Les battements du cœur fœtal sont bons, on les entend dans le milieu de la ligne qui réunit l'ombilic à l'épine iliaque antéro-supérieure. Le col est un peu long, l'effacement n'est pas complet. Par le toucher on constate que la face antérieure du sacrum est accessible sur toute sa longueur, et on arrive sur le promontoire avec l'index.

On a ainsi le diamètre promonto sous-pubien qui est de 10^{cm},4, ce qui porte à 9 centimètres le diamètre utile.

Le bassin ne semble pas rétréci sur les côtés.

La dilatation est de 1 centimètre, la tête est en position transverse et mobilisable, la suture sagittale est dans le diamètre transverse.

La malade continue à perdre les eaux.

A 11 heures 1/2 du matin les douleurs sont plus fortes et reviennent toutes les 5 minutes. La dilatation reste la même, c'est-à-dire de 1 centimètre ; la tête n'est pas encore bien engagée, on fait un tamponnement cervical et vaginal pour augmenter les contractions utérines.

A une heure les douleurs sont très intenses et reviennent à peu près toutes les 2 minutes.

A 2 heures la dilatation est de 2 centimètres ; la tête est légèrement engagée et la suture sagittale dans le diamètre oblique gauche.

On fait prendre alors à la parturiente un bain d'une heure pour avancer le travail. La dilatation est complète peu après la sortie du bain vers 3 h. 1/2 ; et la tête profondément engagée jusqu'au détroit moyen en D. P. sans asynclitisme.

La femme pousse, la tête arrive sur le plancher périnéal, la rotation se fait lentement.

Le dégagement de la tête est lent, car le périnée est assez résistant.

Le dégagement des épaules a lieu très rapidement.

On constate après l'accouchement une petite lésion de la fourchette.

L'enfant pèse 3kgr,030. Il présente un pouce bifide.

Défaut d'ossification au niveau du pariétal, en arrière.

La placenta a été extrait par la méthode mixte, tractions et légère expression. Il présente au niveau de sa circonférence des lésions de dégénérescence graisseuse dues à d'anciens foyers hémorragiques.

Les membranes sont complètes.

L'enfant a la tête aplatie dans le sens transversal.

Le diamètre bi-pariétal est de 8 centimètres.

Observation VIII

La nommée ..., n° 1491, âgée de 35 ans.

A. H. — Mère morte à 55 ans d'une congestion pulmonaire.

6 grossesses ; sur les 6 enfants, 1 est mort à 5 jours.

Les autres se portent bien.

Pas de grossesse gémellaire.

Père mort d'hémorragie cérébrale.

A. P. — Malade élevée au sein ; a marché entre 13 et 14 mois ; quelques maladies de 1re enfance ; à part quelques rhumes, s'est toujours bien portée.

Les premières règles à 13 ans 1/2, pas très régulières, avançant ou retardant, peu abondantes, douloureuses au début. Durée de 4 à 5 jours.

G. actuelle. — La malade, primipare, ne peut pas préciser

l'époque de ses dernières règles ; elle croit que c'est entre le 10 et le 15 février qu'elle les a eues pour la dernière fois.

Pas de troubles bien marqués pendant sa grossesse ; à part quelques vomissements alimentaires au début, quelques céphalalgies qui ont rapidement disparu et quelques sensations de boule mobile dans le flanc gauche, elle a toujours été en bonne santé depuis qu'elle est enceinte.

Examen. — La malade atteinte de surdité paraît fatiguée et ne répond pas à nos questions. A part un très léger degré de courbure des tibias, le squelette est normal. Rien de spécial à noter.

L'abdomen est saillant, la cicatrice ombilicale est effacée ; quelques vergetures.

La ligne blanche est pigmentée. Le fond de l'utérus dévié dans l'axe à droite remonte au niveau de l'appendice xyphoïde. Les seins sont normaux, bien conformés.

L'auréole est pigmentée et bien développée.

Palper. — Au palper on sent la tête du fœtus fortement engagée dans l'excavation, le siège est en avant et à droite, le dos à gauche. On sent en haut et à droite des petites parties fœtales. Le promontoire est accessible.

Les bruits du cœur entendus à gauche sont bons.

Toucher. — Le col qui est effacé présente une dilatation de $1^{cm},5$ environ.

Diagnostic. — Présentation du sommet en O. I. G. A.

A 8 h. 1/2 dilatation de 3 centimètres. La malade souffre beaucoup.

A 9 heures dilatation de 4 centimètres.
A 10 heures — 6 —
A 11 heures — 8 —
A 12 heures — 9 —

Et à 1 h. 45 matin, dilatation complète. La suture sagittale est dans le diamètre oblique gauche. La malade a des contractions utérines faibles, espacées à longs intervalles. La vulve regarde très en avant. Le périnée est long, très résistant et déjà on peut dire qu'il opposera une grande résistance au passage de l'enfant.

2 h. 45. La tête appuie sur le périnée et commence à faire sa rotation. Les contractions utérines sont faibles et très espacées.

La malade se plaint peu. Les bruits du cœur sont bons.

3 h. 45. Même situation. Le mouvement de rotation s'est un peu accentué. L'inertie utérine est toujours la même.

Les bruits du cœur fœtal sont bons.

A 4 h. 3/4, on se décide à une intervention.

La parturiente mise en travers du lit est chloroformée.

M. Chéron, après asepsie des organes génitaux, fait une application de forceps légèrement oblique et extrait l'enfant en O. P.

Il y a une légère déchirure du périnée.

La délivrance se fait naturellement à 6 heures du matin.

Injection intra-utérine.

L'enfant du sexe féminin pèse 3^{kgr},340 et mesure 49 centimètres.

Placenta : 540 grammes.

Le cordon mesure 60 centimètres de longueur.

Membranes : complètes, liquide amniotique normal.

Les urines examinées à l'entrée de la salle sont normales.

Diamètres :	O. M.	14
	O. F.	12
	S. O. B.	9,5
	B. P.	8,3
	B. T.	7,5

CONCLUSIONS

L'accouchement chez les primipares âgées ne doit pas être considéré comme comportant un pronostic réservé si l'âge seul doit être considéré et s'il n'existe pas d'autre cause de dystocie.

Le médecin, consulté par une femme déjà âgée, au sujet d'une grossesse, devra tout d'abord bien assurer son diagnostic. En effet, ces femmes ayant désiré ardemment avoir un enfant, voyant arriver l'époque de la ménopause, se croient enceintes et l'on assiste aux phénomènes d'une grossesse nerveuse.

D'autres fois encore la femme n'a plus ses règles, elle se croit grosse et vient consulter ; ce n'est qu'une alerte : ses règles ne reviendront plus!

Si enfin il y a grossesse, il faut rassurer la parturiente. Nous avons vu qu'on observait quelquefois l'inertie utérine, qu'il fallait de temps en temps terminer l'accouchement par une application de forceps, mais que, dans la plupart des cas, tout se passe bien pour la mère et pour l'enfant.

CHARTRES. — IMPRIMERIE DURAND, RUE FULBERT.

www.ingramcontent.com/pod-product-compliance
Ingram Content Group UK Ltd.
Pitfield, Milton Keynes, MK11 3LW, UK
UKHW020414180726
13839UKWH00003B/1316